PUBLICATIONS DU *PROGRÈS MÉD.*

HOSPICE DE LA SALPÊTRIÈRE

CLINIQUE
DES
MALADIES DU SYSTÈME NERVEUX

LEÇON D'OUVERTURE

PAR

M. LE PROFESSEUR F. RAYMOND

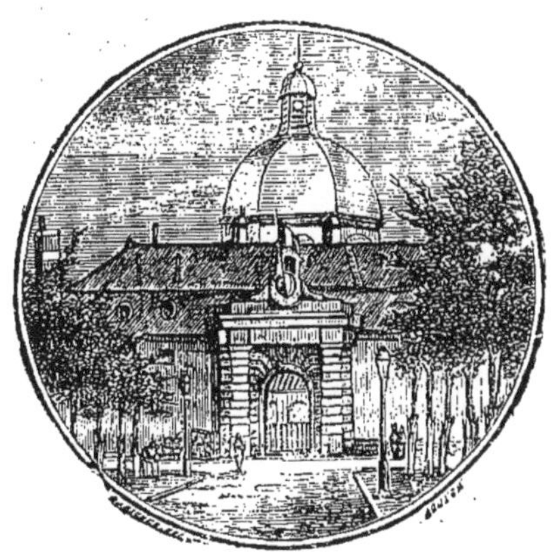

PARIS

AUX BUREAUX DU
PROGRÈS MÉDICAL
rue des Carmes, 14.

FÉLIX ALCAN
ÉDITEUR
108, Boulevard St-Germain, 108.

1894

CLINIQUE

DES

MALADIES DU SYSTÈME NERVEUX

PUBLICATIONS DU *PROGRÈS MÉDICAL*

HOSPICE DE LA SALPÊTRIÈRE

CLINIQUE DES MALADIES DU SYSTÈME NERVEUX

LEÇON D'OUVERTURE

PAR

M. LE PROFESSEUR F. RAYMOND

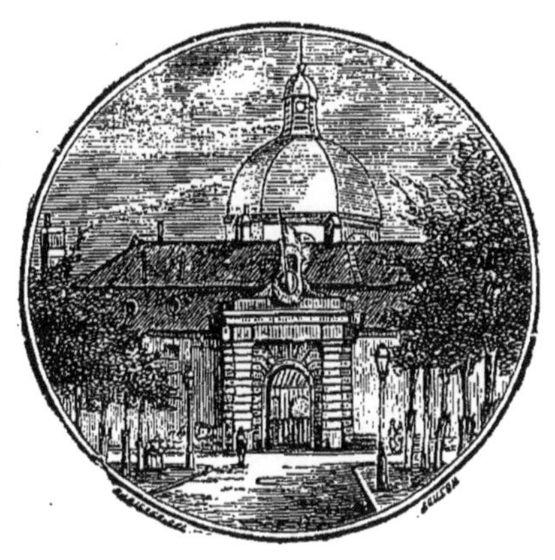

PARIS

AUX BUREAUX DU PROGRÈS MÉDICAL
14, rue des Carmes, 14.

FÉLIX ALCAN
ÉDITEUR
108, Boulevard St-Germain, 108.

1894

CLINIQUE

DES

MALADIES DU SYSTÈME NERVEUX

Messieurs,

Ce n'est pas sans une profonde émotion que je prends possession de cette chaire. Les causes de cette émotion, vous les devinez sans peine. Elles tiennent d'abord, et surtout, au sentiment que j'ai de l'énormité de la tâche qui incombe au successeur de Charcot. Elles tiennent aussi aux souvenirs qui m'attachent à cet hospice, et à l'homme qui l'a illustré par son enseignement, par ses travaux, par ses vertus professionnelles. Ce que fut cet homme, je vous le redirai dans un instant.

Et lorsque, dans les premières leçons qui vont suivre, j'aurai dénombré les principales pierres qui constituent l'édifice impérissable de son œuvre médicale, je n'aurai fait que raviver en vous une conviction que vous partagez tous, celle de la légitimité de l'admiration et de la vénération qui ont entouré et qui entoureront toujours le nom de Charcot, parmi nous, et dans tous les pays où la science compte des représentants, — mais j'aurai accompli le premier devoir qui s'imposait à moi, au moment de débuter dans cet enseignement.

Avant cela, laissez-moi vous dire combien je me sens écrasé par l'honneur qui m'échoit. Il y a vingt ans, j'étais l'interne de Charcot dans cet hospice. Le Maître avait déjà affirmé sa supériorité par son enseignement libre, par ses cours à la Faculté de médecine, par ses travaux et par ceux qu'il inspirait à ses élèves. J'eus donc la bonne fortune d'être associé à ses recherches et à ses découvertes. Je n'en conçus nul orgueil, mais un sentiment d'inoubliable reconnaissance.

En face des difficultés de la vie qui se dressaient devant moi, mes aspirations étaient modestes, et celui-là m'eût trouvé bien incrédule qui m'eût prédit, à cette époque, que, dans ce même hospice de la Salpêtrière, je serais le successeur immédiat de Charcot, dans cette chaire créée pour lui et qu'il a couverte d'un lustre incomparable.

L'événement s'est réalisé ; j'en suis doublement redevable à Charcot. Les années d'internat que j'ai passées auprès de lui et auprès de Vulpian, son émule et son ami, ont décidé de mon sort. De ce double contact j'ai emporté une prédilection marquée pour l'étude de la *pathologie nerveuse.* J'ai consacré à cette étude la meilleure partie de l'activité que n'ont point absorbée la lutte pour la vie et les exigences professionnelles ; le chemin parcouru dans l'intervalle a été long, semé de bien des difficultés, de bien des déboires. Un jour, la récompense est venue : cinq jours avant sa mort, Charcot, dans la dernière entrevue que j'ai eue avec lui, me parla de quelques-uns de ses projets futurs, de l'avenir qu'il rêvait pour ceux de ses élèves qui lui tenaient le plus à cœur ; il me confia son désir de me voir prendre place, à côté de lui, à la Salpêtrière, et l'espoir qu'il avait de m'abandonner un jour sa succession.

Cet espoir, connu des siens et partagé par eux, a pesé d'un grand poids dans ma destinée actuelle. C'est ainsi que la dette de reconnaissance que j'ai contractée envers Charcot, au début de ma carrière, s'est accrue jusqu'aux derniers jours du Maître !

J'ai conscience des obligations que m'impose cette dette, que m'impose la confiance des maîtres qui, à la presque unanimité de leurs suffrages, m'ont désigné pour occuper cette chaire. J'ai conscience que ces obligations, pour être bien remplies, exigeront de moi l'activité infatigable et le labeur quotidien dont Charcot nous a donné l'exemple.

A chaque jour sa tâche. Celle de l'heure actuelle sera de m'acquitter de mon premier devoir, en essayant de faire revivre un instant devant vous la grande figure de celui qui fut le plus illustre parmi les neuro-pathologistes de notre époque.

*
* *

Tout a été dit et écrit, par ceux qui ont pénétré dans l'intimité de Charcot, sur les vertus de l'homme privé, sur la vie patriarcale qu'il a menée au sein d'une famille jalouse de sa gloire et qui ne vivait que de son bonheur ; sur son âpreté au travail et son indomptable ténacité ; sur les merveilleuses aptitudes de l'artiste, dont il nous reste des manifestations durables dans une partie de ses écrits et jusque dans ses délassements ; sur la manière dont lui, chef d'École, comprenait ses relations avec ses élèves ; sur le dévouement professionnel qu'il a prodigué à ses malades, dans cet hospice, pendant près d'un demi-siècle.

J'estime que mon rôle à moi est surtout de vous donner une idée, aussi fidèle que possible, de son *œuvre médicale ;* mais une seule leçon ne saurait suffire à cette tâche, tant cette œuvre est vaste. Il ne saurait, en effet, s'agir de toucher d'une main légère au monument scientifique de Charcot. L'étude de l'œuvre du Maître m'apparaît comme devant être précédée, en manière de préambule, de celle de sa *carrière médicale,* à laquelle j'ai eu l'honneur d'être associé ; de celle aussi de son *esprit scientifique,* de sa *méthode,* de *ses principes.*

En procédant ainsi, je ne m'exposerai pas au danger d'écourter, de fragmenter la merveilleuse synthèse des travaux de Charcot, synthèse si importante pour qui veut connaître le point où en est, actuellement, la neuropathologie. D'ailleurs une vie médicale si bien remplie doit être fixée dans ses lignes principales, car elle montre, mieux que les plus beaux discours, ce que peut une ferme volonté, un travail opiniâtre, au service d'une intelligence géniale.

* * *

Jean-Martin Charcot est né à Paris, le 29 novembre 1825. Il commença ses études médicales en 1844. Quatre ans plus tard, en 1848, il était nommé interne des Hôpitaux.

Parmi les chefs de service qu'il a eus, pendant ces quatre années d'internat, il en est un dont le nom doit être particulièrement souligné ; je veux parler de Rayer.

Rayer a exercé sur les destinées de Charcot une influence décisive que je vous expliquerai tout à l'heure. Il avait bien deviné, dans son jeune interne, réservé et froid en apparence, timide en réalité, une des plus vigoureuses intelligences de ce temps, qui a recruté, parmi les élèves d'alors, tant de maîtres éminents :

Broca, Verneuil, Vulpian, Axenfeld, Potain, Parrot, Lorain, Trélat, etc.

Au sortir de l'internat, Charcot, en 1853, fut nommé chef de clinique auprès du Pr Piorry.

En 1856, il concourait avec succès au Bureau central des hôpitaux. En 1860, il arriva à l'agrégation; c'était son second concours; *il faillit échouer!*

Deux épisodes de ce concours méritent d'être rappelés. Pour la leçon de trois quarts d'heure, celle qui était faite, sans livres, après trois heures de préparation, le sort venait d'assigner à Charcot le sujet suivant: *Des hémorrhagies intestinales.*

Certes, Charcot, de l'aveu de ceux de ses adversaires de l'époque qui vivent encore, était un des candidats les mieux préparés pour le concours, un des plus instruits. Il s'était fait remarquer par son érudition, par ses tendances scientifiques, qui le désignaient déjà comme un homme d'avant-garde; par une sûreté de jugement et une maturité d'esprit vraiment étonnantes à son âge. Pourtant, la leçon à laquelle je fais allusion faillit priver la Faculté de Médecine d'un de ses représentants les plus illustres.

Il est des hommes, Messieurs, ainsi faits, que quand, pour les premières fois, ils portent la parole devant un nombreux public, et surtout devant des juges, il leur devient presque impossible d'exprimer aisément ce qu'ils veulent dire. Et le professeur séduisant que nous avons connu, dont la parole simple, persuasive, convaincante, s'élevait parfois jusqu'à la véritable éloquence, eut beaucoup de peine, ce jour-là, à terminer sa leçon sur un sujet qu'il possédait à merveille. Heureusement qu'il eut à prendre sa revanche, au moment où le concours touchait à sa fin. A l'argumentation des thèses, il se révéla aux juges qui ne le connaissaient pas tel qu'il était véritablement : un érudit, dans le meilleur sens de ce mot; un clinicien de premier ordre; un dialecticien d'une redoutable puissance. Son adversaire, je vous l'assure, passa un mauvais quart d'heure; il échoua, alors que, jusqu'à cette épreuve, il était désigné comme devant arriver premier.

Charcot, échauffé par la contradiction, démolit pièce à pièce la thèse de son adversaire, dans un langage clair, concis, d'une logique serrée. A ce moment, il apparut, à ses juges, tel qu'il devait être plus tard comme professeur; aussi ceux-ci, se ralliant à la voix de Rayer, n'hésitèrent-ils pas à le nommer agrégé. De cette même promotion faisaient partie : Marcé, Potain, Lorain, Vulpian, Parrot, Laboulbène.

Nous ne saurions trop louer Rayer de son discernement, qui valut, à la Faculté, le plus grand des médecins de ce temps. D'ailleurs Rayer avait déjà fait ses preuves dans cette voie. Doué d'un esprit largement compréhensif, travailleur opiniâtre, se complaisant dans les voies déjà frayées, tout en cherchant à innover; encyclopédiste, — on pouvait encore l'être à cette époque, — et spécialiste, Rayer, en 1860, était à l'apogée de sa gloire et de sa puissance.

Il faut lui rendre cette justice que, de tout temps, s'il sut s'entourer de jeunes médecins d'un réel mérite, qu'il animait du souffle de sa puissante inspiration, il sut, en même temps, employer sa très légitime autorité en leur faveur. Ainsi, il passe pour avoir indiqué la route à suivre à Littré; il patronna Claude Bernard et lui fit assurer par des positions officielles la sécurité du lendemain, sans laquelle un homme, si bien doué qu'il soit, ne saurait travailler efficacement. Il remplit le même rôle auprès de Charles Robin et de bien d'autres savants qui l'avaient aidé à fonder la Société de Biologie, cette pépinière de tant d'illustrations.

Parmi ces savants se trouvait son ancien interne Charcot, dont il avait appris à apprécier la grande valeur. Certes, dans le concours dont je vous parlais à l'instant, le savant, l'homme de la pensée, grâce à son maître, l'emporta sur l'artiste de la parole; qui donc pourrait s'en plaindre!

Et comme l'on comprend bien, en rappelant cette psychologie du début de sa carrière, pourquoi Charcot a toujours tenu en médiocre estime le concours considéré comme instrument destiné à juger les qualités venues et à venir d'un médecin!

* * *

Ce fut en 1862, son stage de médecin du Bureau central terminé, que Charcot arriva comme chef de service à la Salpêtrière, la même année que son ami Vulpian.

C'était, ainsi que l'a fait remarquer mon ami, le Pr Joffroy, dans son bel article nécrologique des *Archives de Médecine expérimentale*, la réalisation d'un rêve qu'il caressait depuis l'année 1852, qu'il avait passée dans cet hospice, en qualité d'interne. Dès cette époque, il avait entrevu tout le parti que l'on pouvait tirer, pour l'avancement de la pathologie, de la richesse incomparable des matériaux accumulés dans les dortoirs de la Salpêtrière.

Le vieil hospice, installé en 1653, dans les bâtiments du petit arsenal « pour le renfermement des pauvres vieilles femmes », fut appelé la Salpêtrière, parce que, comme vous le savez sans doute, il servait autrefois à la fabrication du salpêtre.

En 1684, on avait construit, au centre de l'hôpital, la prison de la Force, destinée aux filles perdues. En 1791, les aliénées incurables, que l'on traitait jusqu'alors à l'Hôtel-Dieu, furent transportées à la Salpêtrière. L'année 1795, on supprima la prison pour y loger des infirmes; le bâtiment dit de *Saint-Vincent-de-Paul* a précisément formé une partie du service de Charcot.

Au moment où Charcot et Vulpian, — deux noms que j'aime à associer dans un élan de reconnaissance filiale, — prirent possession de leurs services à la Salpêtrière, celle-ci, avec ses immenses bâtiments, d'âges différents, tout comme les vieilles cathédrales gothiques, avait déjà l'importance d'une petite ville. A cette époque, la population de l'hospice comptait environ 5,000 âmes, qui se décomposaient ainsi: 3,000 indigentes ou épileptiques non aliénées; environ 800 aliénées; 250 malades à l'infirmerie; 800 employés, etc. Mais rien n'était disposé pour l'étude, — quoique l'enseignement libre de l'aliénation mentale y eût brillé et brillât encore d'un vif éclat avec les Pinel, les Esquirol, les Ferrus, les Prus, les Lélut, les Falret, les Baillarger, les Trélat, les Delasiauve, etc.; — rien n'était disposé, non plus, pour les recherches scientifiques. Il n'existait, en effet, ni laboratoire, ni amphithéâtre, ni quoi que ce soit; aussi, à quelques exceptions près, les médecins du Bureau central, que le hasard du roulement réléguait dans cet hospice, s'empressaient de partir à la première occasion.

Leur temps de séjour à la Salpêtrière leur apparaissait comme un exil dans un domaine perdu, où le pathologiste, où le clinicien n'avaient pas grand'chose à voir. J'en excepte le grand Cruveilhier, qui fit, à la Salpêtrière, ses meilleures découvertes en anatomie pathologique, Rostan, qui y étudia le ramollissement cérébral, Landré-Beauvais, Cazalis, Barth, pour ne parler que de ceux qui sont morts.

***

Avec Charcot et Vulpian, une ère nouvelle s'ouvre dans l'histoire de la Salpêtrière. Ce domaine perdu apparut à ces deux esprits clairvoyants comme une mine féconde qui contenait des trésors dont jusqu'ici on avait méconnu la valeur. Unis par une étroite amitié, dès leur internat à l'hôpital de la Pitié, ces deux hommes associèrent leurs efforts, pendant des années, pour le plus grand profit de la science.

Il s'agissait d'abord de réunir et de cataloguer les matériaux cliniques accumulés ou plutôt enfouis dans cet hospice, avant de les mettre en valeur. Nos deux maîtres se mettent à l'œuvre. Peu à peu ils prennent, ou font prendre sous leur direction, les observations des centaines de malades qui peuplent leurs salles.

A cette époque l'anatomie pathologique était en plein essor. Il fallait faire bénéficier la clinique des lumières que cette branche nouvelle de la médecine était à même de jeter sur elle. Un laboratoire d'anatomie pathologique fut improvisé. Oh! certes, à cette première période, et pendant les années qui ont suivi, l'installation de ce laboratoire que j'ai connu et fréquenté en cet état était bien rudimentaire. Figurez-vous une toute petite pièce, assez mal éclairée, située à l'extrémité des salles de cancéreuses et munie de quelques microscopes, instruments indispensables pour les recherches anatomo-pathologiques, — c'est une banalité de le dire à l'heure présente, — mais qui, à l'époque dont je vous parle, attiraient fortement les plaisanteries de quelques-uns des professeurs les plus en vue. Bientôt cet étroit local se trouva encombré de bocaux destinés à la conservation des pièces histologiques. Que de découvertes, capitales pour la science, en sont sorties!

La collaboration de Charcot et de Vulpian se continua ainsi, jusqu'en 1869, époque à laquelle ce dernier quitta la Salpêtrière pour l'hôpital de la Pitié. A partir de ce moment, Vulpian, tout en continuant ses recherches relatives à la pathologie et à la physiologie du système nerveux, qui nous ont valu tant de si beaux travaux, se consacra, de plus en plus, à la médecine expérimentale et à la physiologie ; ce fut-là, on peut le dire, sa première et sa dernière passion !

Charcot resta seul à la Salpêtrière, qu'il n'a jamais songé à quitter. C'est là un témoignage d'une ténacité et d'une constance qui se retrouvent dans toutes les manifestations de sa vie intellectuelle.

Reprenons le fil de sa carrière.

* * *

Je vous disais que, dès son accession à la Salpêtrière, Charcot avait jugé indispensable de doter son service d'un laboratoire d'anatomie pathologique. Bientôt les résultats qu'il recueillera sur ce double champ d'observation, clinique et anatomique, vont lui suggérer l'emploi d'une méthode que, jusque-là, on ne connaissait encore qu'en germe.

Cette méthode le portera à rechercher les relations exactes et précises des troubles fonctionnels, qui constituent les symptômes des maladies, avec les lésions organiques correspondantes. C'est la *méthode anatomo-clinique*.

Cette méthode, nous allons la voir au service d'un jugement d'une sûreté étonnante, doublé d'un esprit ouvert à tous les progrès. Et, en effet, dès le début de sa carrière, Charcot comprit que la médecine, enfermée depuis des siècles, dans le cercle de l'observation pure, avait donné à peu près tout ce qu'elle pouvait donner; que, pour la faire progresser, il fallait la faire profiter des conquêtes de toutes les sciences capables de l'éclairer. C'est sous l'empire de cette conviction qu'il en vint à suivre, attentivement, les progrès de l'*anatomie*, de la *physiologie*, de l'*histologie*, de l'*embryologie*, de l'*ophtalmologie*, etc. Mais, s'il était toujours prêt à emprunter à ces diverses branches de la science biologique les éclaircissements qu'elles étaient susceptibles de lui fournir pour l'élucidation des problèmes qui se posent au médecin, il entendait que leur intervention ne se fît jamais qu'à titre d'auxiliaire de la médecine proprement dite. Pour lui, la *clinique*, doublée de l'*anatomie pathologique*, devait rester souveraine. S'il ne voulait pas de la subordination de la clinique aux autres branches de la science biologique, il n'acceptait pas davantage son asservissement par les doctrines et les idées préconçues, sous quelque patronage qu'elles se présentassent. Là-dessus, il s'est expliqué catégoriquement, à maintes reprises, et, chose curieuse, mieux que jamais, dans son dernier mémoire, fait en collaboration avec son élève Pitres, doyen de la Faculté de médecine de Bordeaux, un des neuropathologistes les plus distingués de notre époque, mémoire publié après sa mort. Dans cet écrit, sorte de testament posthume, il déclarait explicitement ceci : « Les cliniciens n'ont jamais eu à se louer d'avoir aliéné leur indépendance scientifique. Il fut un temps où l'hypothèse d'un principe immatériel, supérieur et extérieur à l'organisme, présidant aux fonctions sensitives et intellectuelles, était donnée, par les métaphysiciens, comme un postulatum indiscutable. Les médecins subirent le joug de la philosophie scolastique; ils s'attachèrent à rechercher le siège de l'âme, et dépensèrent en pure perte des efforts considérables à la poursuite d'inaccessibles chimères. Plus récemment, ils ont reçu, tout façonné, de la main des physiologistes, le dogme de l'homogénéité fonctionnelle du cerveau ; et, pour ne pas se mettre en opposition avec une opinion fondée sur des expériences de laboratoire, ils sont restés hésitants et perplexes, devant une foule de faits pathologiques faciles à constater, n'osant pas tirer de leurs observations les conséquences logiques qu'elles comportaient.

« Il faut que ces fautes du passé servent à l'enseignement de l'avenir. Restons désormais maîtres dans notre domaine. Défrichons notre sol avec nos outils. Évitons par-dessus tout d'accepter, inconsidérément, des généralisations hâtives, ou de subordonner l'observation à des théories. Ne cherchons pas à dominer les autres, mais ne nous laissons asservir par personne. Observons, sans parti pris, sans idées préconçues, les innombrables cas pathologiques qui passent tous les jours sous nos yeux. La mine est inépuisable, et si nous savons l'exploiter avec méthode, nous serons amplement rémunérés de nos peines. »

Quelles admirables pensées, Messieurs, elles devront, toujours, nous servir de guide, de bréviaire.

* * *

Voilà donc Charcot fixé jusqu'à la fin de sa vie dans cet hospice qu'il nous a révélé comme un incomparable champ d'observation pour le neuropathologiste; le voilà armé d'une *méthode* et de *principes*, dont il a su mettre en évidence l'incontestable supériorité. Il approchait de la quarantaine. C'est l'âge où, dans le monde de la médecine, beaucoup d'autres ont donné le meilleur de leur activité intellectuelle, ont épuisé leur faculté productrice, et assis momentanément leur renom sur des travaux le plus souvent condamnés à l'oubli parce qu'ils ont été insuffisamment mûris.

Ne vous attendez pas à ce que l'homme, qui, à la fin de sa carrière, occupera la première place parmi les médecins de son époque, se complaise aux succès faciles, mais sans lendemain. Charcot se prépare, dans le recueillement, à fonder une œuvre durable.

Je vous ai dit avec quelle ardeur il se tenait au courant des autres branches des sciences biologiques dont l'assistance lui paraissait plus ou moins indispensable à l'avancement de la médecine proprement dite. Il ne mit pas moins d'ardeur à se tenir au courant des travaux étrangers qui avaient trait à la pathologie médicale.

Ce n'était pas un mince mérite, à une époque où, en France, à quelques rares exceptions près, l'érudition des médecins s'exerçait exclusivement sur les œuvres du passé, et, où, dans les publications médicales, on mettait autant de recherche à étaler les opinions des auteurs les plus reculés, en remontant jusqu'à Hippocrate, qu'on témoignait d'indifférence pour les travaux contemporains, allemands et anglais.

Pendant une série d'années où déjà il était en possession de matériaux cliniques dont la publication devait mettre en relief sa valeur personnelle, Charcot se borna, ou peu s'en faut, à vulgariser en France, dans des revues de journaux, ceux d'entre les travaux étrangers qui lui paraissaient utiles à être connus des médecins, ses compatriotes. C'est au point que Marchal (de Calvi), dans la préface de son livre, sur *les accidents diabétiques*, paru en 1864, parlant de Charcot, ne trouvait d'autre éloge à faire de lui qu'en le qualifiant « d'écrivain érudit qui enrichissait journellement notre littérature médicale, en puisant aux sources étrangères. »

**

Comparez ce qui subsiste des travaux de Marchal (de Calvi) et de sa réputation, comme médecin, avec les travaux et la réputation de Charcot, et vous serez édifié sur le point de savoir si le jugement, un peu dédaigneusement porté, était juste ou non.

Cependant, au sortir de ses études, dans sa thèse de doctorat, Charcot avait déjà donné des preuves de cette intuition qui, dans le domaine des sciences médicales, est la source des découvertes de tout ordre. C'est aux observations de Charcot, consignées dans sa thèse inaugurale, que nous devons d'avoir appris à distinguer le *rhumatisme noueux*, l'*arthrite déformante, de la goutte*, deux maladies confondues jusqu'alors. Plus tard, ses recherches nous ont révélé d'autres particularités curieuses de l'histoire de la goutte. Je cite, notamment, la notion qui est relative à la non-existence d'un excès d'acide urique dans le sang, chez les sujets atteints de rhumatisme noueux. Mais ce que je tiens à constater, c'est que dans les années qui ont suivi, ses publications, envisagées en tant que produits de son observation personnelle, ont été assez clairsemées. Il se réservait.

* * *

Mais voilà son esprit mûri par de longues années de travail et de méditation. Une ample moisson a été faite dans les salles de la Salpêtrière, sur ce champ d'observation si dédaigné par les médecins de sa génération. Il faut en faire bénéficier ses contemporains.

Le livre, le mémoire, l'article de journal se prêtent mal à son but immédiat, car il s'agit de vulgariser des données acquises sur le terrain de la clinique. C'est l'enseignement qu'il faut pour cela, l'enseignement comme le comprenait Charcot, et tel que je vous le caractériserai dans un instant.

Cet enseignement était tout à créer ; Charcot n'hésite pas à le faire. Aucune difficulté ne le rebute. Je vous ai dit ce qu'était son laboratoire d'anatomie pathologique, pendant les quinze années qui ont suivi l'arrivée de Charcot à la Salpêtrière. D'amphithéâtre, destiné à abriter un auditoire si peu nombreux qu'il fût, il n'en existait pas à l'époque dont je vous parle. Une vieille salle de l'ancienne pharmacie, une ancienne cuisine en tiendront lieu tour à tour. Il ne se passera pas longtemps, et le principal défaut qu'on reprochera à ce misérable local sera d'être trop étroit pour loger les auditeurs que, dès le début, attire la parole de Charcot.

Qu'était donc cet enseignement ? Il comprenait, avant tout, des *leçons de choses*, c'est-à-dire la figuration vivante des épisodes remarquables d'une maladie par la présentation des malades. Il embrassait une branche de la pathologie, où tout était à remanier ou à créer : je veux parler de la pathologie des *centres nerveux*. Cet enseignement offrait donc l'attrait du nouveau.

Mais Charcot n'eut garde de se spécialiser, dès le début, dans ce domaine négligé de la médecine. Son séjour à la Salpêtrière, cet asile de toutes les infirmités humaines, l'avait mis en contact quotidien avec des vieillards. En leur qualité d'incurables, ils avaient, jusqu'alors, médiocrement attiré l'attention des médecins. Il n'en fut rien avec Charcot qui trouva, dans ce milieu peu suggestif en apparence, l'occasion d'étudier les caractères généraux de la pathologie sénile. Ses premières leçons, à la Salpêtrière, furent précisément consacrées aux maladies des vieillards. Aujourd'hui, à vingt-cinq ans de distance, elles excitent encore l'admiration de ceux qui les lisent.

C'est seulement un peu plus tard, dans les années qui suivirent, qu'il fit ses premières leçons sur le système nerveux; elles nous ont valu, entre autres, des descriptions magistrales de la sclérose en plaques et de la paralysie agitante, deux maladies que Charcot, le premier, nous a appris à distinguer l'une de l'autre, comme il l'avait fait déjà pour la goutte et le rhumatisme noueux.

C'est de cette première phase de son enseignement que datent ses mémorables leçons sur l'hémianesthésie sensitivo-sensorielle d'origine hystérique ou organique, sur l'hyperesthésie ovarienne, sur la compression lente de la moelle, etc., etc.

* * *

Mais je ne veux point m'écarter du plan que je me suis assigné pour cette première leçon; c'est exclusivement de l'*homme*, de sa *méthode*, de sa *carrière médicale*, que je désire vous entretenir aujourd'hui. Je vous l'ai déjà dit, l'étude de son œuvre médicale ne saurait dignement être écourtée; je vous répète que je l'entreprendrai dans nos prochaines entrevues.

Je reviens aux caractères de l'enseignement inauguré par Charcot, dans cet hospice, il y a près de trente ans, en 1866. Dès la première heure, cet enseignement libre, organisé dans de si déplorables conditions matérielles, loin des hôpitaux que fréquentaient de préférence les étudiants et les médecins, obtint un vif succès. Chose rare, exceptionnelle, ce succès ne s'est pas démenti pendant les vingt et quelques années qui ont suivi.

C'est assez dire que l'attrait du nouveau, dont je vous parlais il y a quelques instants, n'y eut qu'une part secondaire. Les causes de ce succès ininterrompu, il faut les chercher, avant tout, dans les qualités, innées et acquises, dont Charcot fit preuve dans le cours de cet enseignement.

Mon illustre prédécesseur n'avait rien de cette facilité oratoire, de cette faconde, qui permet à un parleur suffisamment entraîné de discourir, d'une façon parfois séduisante pour l'oreille, sur le premier sujet venu, et de parler, pendant des heures entières, pour ne rien dire.

Le moindre de ses soucis était de briller; il n'avait qu'un but, qu'une préoccupation, c'était d'instruire et de convaincre. Aussi dédaigna-t-il, le plus souvent, de se servir du talent de l'improvisation qu'il avait acquis aisément, talent très commode pour ceux que rebute le travail, mais qui, en clinique, conduit d'une façon inévitable à un enseignement stérile.

Depuis les premiers moments jusqu'à la fin de sa carrière professorale, Charcot n'a pas cessé de consacrer un temps relativement considérable à la préparation de ses leçons, alors même qu'il avait à exposer des sujets dont il était imbu. Lorsque après de longues méditations, il entrevoyait dans son esprit sa leçon telle qu'il voulait la faire, il se donnait le plus souvent la peine de l'écrire en entier de sa propre main, fait que mon ami le Pr Joffroy, dans son bel article consacré à la mémoire de Charcot, et dont je vous parlais tout à l'heure, a eu bien raison de souligner. Je vous assure que la tâche de ceux qui avaient pour mission de publier les leçons du Maître leur était ainsi rendue facile. D'ailleurs je vous parle de choses dont j'ai été témoin, à l'épcque où, comme interne, je me trouvais en relation quotidienne avec Charcot.

La leçon une fois écrite, Charcot se gardait bien de

la lire ou de la réciter comme un exercice de mémoire. Ce qui s'était gravé dans son esprit, il se proposait de le faire pénétrer dans l'esprit de ses auditeurs et de l'y graver aussi.

C'était là son but et, pour l'atteindre, il savait faire appel à tous les moyens propres à lui permettre de captiver son auditoire. Il se l'attachait d'abord par un langage dépouillé de toute recherche inutile, mais d'une netteté d'expression, en rapport avec la netteté de la pensée. Aussi réussissait-il à rendre intelligibles, et même attrayantes, aux moins avancés parmi ses auditeurs, les notions les plus arides relatives à l'anatomie, à la physiologie ou à la pathologie des centres nerveux. Pour vous en convaincre, vous n'avez qu'à relire, entre autres leçons, celles qu'il a consacrées à l'anatomie topographique des ganglions centraux et des faisceaux de substance blanche avoisinants, capsule interne et capsule externe, celles qui traitent de la circulation cérébrale, ou de la physiologie pathologique de la moelle, etc.

Doué d'une érudition étonnante, il savait se borner, en ce sens qu'il n'utilisait sa connaissance de la littérature médicale, française et étrangère, que pour les besoins exacts de la thèse qu'il se proposait d'exposer. Dans un langage séduisant de simplicité, et où chaque mot avait sa valeur propre, il s'emparait peu à peu de son auditoire, ébloui par la lucidité merveilleuse de sa parole, et fasciné par son regard pénétrant.

Mais son enseignement ne s'adressait pas qu'aux oreilles. Je vous ai déjà dit que ses leçons didactiques étaient surtout des leçons de choses. Voulait-il, lors de la description d'une maladie, mettre en relief les traits les plus saillants de cette description, il ne négligeait jamais de présenter un ou plusieurs malades, qui réalisaient ces traits d'une façon nette. Il ne se bornait point à cela. Il mettait, en parallèle, avec ces malades, d'autres qui présentaient les mêmes traits, avec des différences peu apparentes au premier abord, mais néanmoins d'une grande importance.

C'est ainsi que l'auditeur se familiarisait très vite avec les caractères que présentent l'embarras de la parole, le tremblement, les troubles de la démarche, les pertes, totales ou partielles, des diverses variétés de mémoire, les troubles de la sensibilité, les troubles de la vision, de la réflectivité, etc., etc., qu'on observe dans les différentes affections des centres nerveux.

Par des artifices ingénieux, il amplifiait quelquefois tel symptôme pour en faire ressortir les caractères spécifiques. Qui, parmi ses auditeurs fidèles du temps passé, n'a présente à l'esprit cette collection bizarre mais instructive de malades trembleurs, munis de coiffures terminées par de longues tiges, et que Charcot présentait, dans cet amphithéâtre, pour démontrer les caractères oscillatoires des diverses variétés de tremblements ?

* * *

Ceux qui suivaient l'enseignement libre de Charcot apprenaient ainsi à se familiariser avec des maladies dont il était peu ou point question dans les traités didactiques de l'époque. Ils étaient initiés à l'art si difficile de porter un diagnostic et un pronostic rigoureux sur des affections que l'on commençait seulement à connaître.

Enfin, ce qui n'était pas le moindre attrait de cet enseignement libre, une large part y était faite à l'exposé des résultats de sa méthode anatomo-clinique, à l'étude du siège exact et de la nature des lésions dont dépendent les symptômes.

Ce côté de l'histoire des maladies, sur lesquelles se porta l'attention de Charcot, fut cultivé par lui avec un soin tout spécial. A une époque où, en France, l'anatomie pathologique ne comptait qu'un nombre relativement restreint de fidèles, il proclama la nécessité d'accorder une grande importance aux études de cet ordre, principalement en pathologie nerveuse.

Il fit de son laboratoire un centre de recherches, où se sont formés un grand nombre d'anatomo-pathologistes, et d'où sont sortis des travaux de premier choix ; les citer tous m'entraînerait trop loin. Je ne ferai que rappeler quelques-uns de ceux qui ont été publiés avant l'accession de Charcot à l'enseignement officiel de la clinique. Remarquez, Messieurs, que presque tous marquent une date importante dans l'histoire des découvertes concernant les maladies du système nerveux, dans le cours des trente dernières années.

Ainsi : le travail fait en commun avec Cornil (*Société de Biologie*, 1864) concernant l'observation d'une femme morte à l'âge de 49 ans, dans le service de Charcot à la Salpêtrière. Cette femme présentait depuis longtemps une atrophie d'un grand nombre de muscles des membres inférieurs. Les commémoratifs et l'évolution des accidents parlaient dans le sens de la paralysie spinale infantile. L'autopsie, la première en date, a montré qu'il en était bien ainsi, en indiquant la présence de corpuscules amyloïdes, surtout abondants au sein des cornes antérieures de la substance grise ;

Les recherches sur l'anatomie pathologique de la sclérose en plaques et de la paralysie agitante, qui montrèrent nettement la différence de nature de ces deux affections ;

Le mémoire, resté classique, de Bouchard sur les dégénérations secondaires de la moelle épinière (*Archives générales de Médecine*, 1866);

Les recherches faites en commun également avec Bouchard, et qui ont abouti à la découverte du rôle des anévrysmes miliaires dans la pathogénie de l'hémorrhagie cérébrale (*Société de Biologie*, 1866);

La thèse de Cotard sur l'atrophie partielle du cerveau (Paris, 1868);

Un travail fait en collaboration avec le même auteur et dont les détails sont consignés dans les thèses de Poumeau et de Proust. Ce travail porta le dernier coup à l'ancienne doctrine du ramollissement, dit inflammatoire, du cerveau, en même temps qu'il était la démonstration du rôle prépondérant de l'oblitération vasculaire ;

Les travaux de Joffroy et Charcot (1890) sur la paralysie infantile et, notamment, une observation d'une valeur capitale au point de vue du siège des lésions spinales de la paralysie infantile ;

Les travaux des mêmes auteurs sur la paralysie labio-glosso-laryngée (l'autopsie publiée est la première en date, 1870), et sur la pachyméningite cervicale hypertrophique (1872) ;

Ceux sur la paralysie pseudo-hypertrophique (1872); ceux de Pierret sur les altérations des cordons postérieurs dans l'ataxie locomotrice progressive, mémoire capital, qui a été le point de départ de toutes les recherches ultérieures dans cette même voie ;

Ceux de Gombault et Charcot sur l'atrophie musculaire progressive, type Duchenne-Aran (1875); sur la sclérose latérale amyotrophique (1869-1874), etc.

Rien d'étonnant, dès lors, que lorsqu'en 1872 la chaire d'anatomie pathologique de notre Faculté devint vacante, par suite de l'accession de Vulpian à la chaire de médecine expérimentale, le choix de l'École se portât, sans hésitation, sur l'homme qui s'imposait à un double titre.

Charcot, dans l'enseignement libre, s'était révélé comme un maitre, dans toute l'acception de ce mot ; et, à l'époque dont je vous parle, il était davantage connu et estimé comme anatomo-pathologiste que comme clinicien.

C'était du reste à tort ; la meilleure preuve qu'on en puisse donner, c'est que Charcot, tout en consacrant aux exigences de son enseignement officiel une part largement suffisante de son activité, n'abandonna point, pour cela, son enseignement libre de la Salpêtrière, qui relevait surtout de la clinique.

Aussi bien l'anatomo-pathologiste n'était en Charcot qu'un prolongement du clinicien : j'espère vous le démontrer, quand je vous exposerai son œuvre médicale, dans son ensemble et dans ses détails.

* * *

Voilà donc Charcot en possession de la chaire d'anatomie pathologique. Cela nous reporte à l'année 1872. Je vous ai dit le succès qu'avait obtenu son enseignement libre à la Salpêtrière, succès qui ne s'était pas démenti. Allait-il le retrouver dans sa chaire officielle ? On eût pu craindre que non, en tenant compte de l'aridité des matières qu'il avait à enseigner. L'anatomie pathologique, considérée en elle-même, n'est pas précisément la branche de la médecine qui offre le plus d'attrait pour ceux qui se destinent à la pratique médicale. On peut même dire qu'elle les rebute le plus souvent, surtout depuis qu'elle est dominée par l'histologie. Comment fit Charcot pour attirer la foule des élèves à son enseignement, pour les intéresser ? Il procéda comme un homme pénétré de cette idée, qu'il avait devant lui de futurs praticiens qui étudiaient l'anatomie pathologique, non pour l'amour de l'art, mais pour le parti qu'ils en pourraient tirer en vue d'une connaissance plus approfondie des maladies. Il évita aussi de s'exprimer dans ce langage, hérissé de termes techniques, qui est d'usage courant dans les traités d'anatomie pathologique, et qui les rend d'une lecture si pénible aux débutants. Bref, il déploya, dans sa chaire, les mêmes qualités qui avaient couronné d'un si vif succès son enseignement libre. Les leçons qu'il a professées ainsi, durant dix années consécutives, ont été publiées et réunies en volumes dont la lecture s'impose à tous les médecins qui veulent avoir une conception exacte des affections du poumon, des cirrhoses du foie, des diverses formes du mal de Bright.

Je vous rappelle son étude extrêmement importante des broncho-pneumonies aiguës, dans laquelle il montra que l'élément anatomique principal est, en réalité, le nodule péri-bronchique ; ses recherches sur la tuberculose pulmonaire, qui nous ont appris que le nodule tuberculeux est toujours l'élément capital dans les lésions de la phtisie pulmonaire ; qu'on le rencontre, quand on sait le chercher, même dans les pneumonies caséeuses, fait extrêmement important pour l'époque, au point de vue de la doctrine de l'unité de la tuberculose, aujourd'hui classique.

Je vous rappelle aussi la merveilleuse clarté qu'il a apportée dans sa conception des cirrhoses du foie, des cirrhoses du rein ; sa description, restée classique, de la lithiase biliaire ; ses expériences concernant la production de la néphrite saturnine ; ses leçons sur la pathogénie de l'albuminurie, dans lesquelles il a mis en valeur, avec une grande précision, l'importance du ralentissement de la circulation glomérulaire.

***

Pendant les années durant lesquelles il occupa la chaire d'anatomie pathologique, Charcot, je vous l'ai dit, n'abandonna pas son enseignement de la Salpêtrière. De plus en plus, il se consacra à l'étude des affections nerveuses.

Son succès allait grandissant. Tous ceux, parmi les médecins connus du monde entier comme parmi les étudiants, qu'animait le feu sacré de la science, accouraient aux leçons que faisait Charcot, le dimanche, dans cet hospice, pendant un semestre de l'année.

Je parle d'une époque qui n'est pas encore très loin de nous, et où étaient agitées, parmi les savants, des questions qui passionnaient au plus haut degré tous ceux qui s'intéressent aux choses de la médecine, de la physiologie, de la psychologie.

C'est l'époque où le monde des biologistes était partagé en deux camps sur la question des localisations cérébrales, et où Charcot assura le triomphe de la doctrine qu'il avait faite sienne, en même temps qu'il démontrait la suprématie de la clinique sur l'expérimentation, dans le domaine de la pathologie.

C'est l'époque où l'étude de l'hystérie entra dans une voie nouvelle, et où les belles recherches de Charcot et de ses élèves nous firent enfin connaître les lois qui régissent les manifestations, en apparence si désordonnées, de la grande névrose qui était dite protéiforme.

C'est l'époque où Charcot, saisissant les rapports de l'hystérie avec certains états ou phénomènes qui relèvent de l'hypnotisme, entreprit de réhabiliter une étude reléguée dans le domaine du charlatanisme et de la supercherie par les représentants de la science officielle. Je laisse de côté une foule de notions nouvelles, relatives à la pathologie des centres nerveux, qui étaient mises au jour, démontrées et vulgarisées dans ces leçons du dimanche, ou dans celles de la Faculté.

Tel fut le retentissement de ces leçons, à l'étranger et en France, tels étaient les progrès que Charcot et ses élèves avaient fait faire à la pathologie nerveuse, qu'une innovation s'imposait, celle de la création d'une chaire de clinique, consacrée spécialement aux maladies du système nerveux.

C'était le vœu de Charcot qui, maintes fois, dans ses leçons, avait exprimé l'espoir que cet hospice, dont plus que personne il avait fait connaître les ressources cliniques, devint, pour les maladies du système nerveux, un centre régulièrement organisé d'enseignement et de recherches.

Ce vœu fut enfin exaucé. En 1882, une chaire de clinique des maladies du système nerveux était créée à la Salpêtrière, pour être occupée par Charcot. Ce n'était que la consécration officielle d'un enseignement dont les débuts remontaient à bien des années en arrière.

Que de chemin parcouru depuis lors! Que d'améliorations et que de perfectionnements apportés à l'organisation de cet enseignement! Dans la leçon qu'il fit, en prenant possession de sa nouvelle chaire, Charcot s'est complu à énumérer ces améliorations et ces perfectionnements : une consultation externe, avec délivrance des médicaments, avait été instituée; on avait ainsi la possibilité de rencontrer des malades réalisant les formes légères, atténuées, frustes, des affections qu'on n'observe à la Salpêtrière que lorsqu'elles sont parvenues à une période avancée. On y avait annexé, dans l'enceinte même de l'hospice, un service destiné à recevoir, temporairement, quelques-uns des malades qui se présentaient à la consultation. D'autres innovations avaient précédé celle-ci. « Nous possédons, disait Charcot, un *musée anatomo-pathologique* auquel sont annexés un *atelier de moulage* et de *photographie*, un *laboratoire d'anatomie* et de *physiologie pathologique* bien aménagé, qui contraste singulièrement avec la salle étroite, mal éclairée, seul refuge que nous ayons eu à notre disposition, mes élèves et moi, pendant près de 15 années, et que nous appelions pompeusement *le laboratoire*; un *cabinet d'ophtalmologie*, complément obligatoire d'un Institut neuro-pathologique; l'*amphithéâtre* d'enseignement dans lequel j'ai l'honneur de vous recevoir et qui est pourvu, vous le voyez, de tous les appareils modernes de démonstration.

« Enfin nous possédons un service richement doté de tous les appareils nécessaires à la pratique de l'électro-diagnostic et de l'électrothérapie, et où de nombreux malades viennent, trois fois la semaine, recevoir des soins appropriés à leur état. »

* * *

A ce propos, et comme incidente, laissez-moi vous dire qu'en réalité le *laboratoire d'anatomie pathologique* de la clinique, bien supérieur, cependant, à l'ancien laboratoire, dont je vous ai parlé, n'était en somme qu'un couloir de dégagement, assez mal éclairé, et, dans tous les cas, devenu parfaitement insuffisant. J'ai pu, grâce au bienveillant appui de M. le doyen de la

Faculté de médecine, de M. le directeur de l'Assistance publique, de M. le directeur de la Salpêtrière, un vieil ami de 20 ans, en faire édifier un nouveau, qui ne réalise pas encore l'idéal ; mais l'air, la lumière, l'espace ne nous sont pas ménagés, et j'espère que toutes les bonnes volontés pourront y trouver place. J'espère aussi que d'autres laboratoires, urgents pour un service de cliniques des maladies nerveuses, pourront être construits ou terminés; ainsi, par exemple, celui de *thérapeutique appliquée*, de *psychologie*. Quant au *laboratoire d'électrothérapie*, qui nécessite un remaniement complet, j'espère bien que je pourrai le faire rentrer dans le giron de la clinique, d'où il n'aurait jamais dû sortir.

* * *

Je ferme la parenthèse, et je reviens à l'historique de la chaire qui venait d'être fondée.

C'était en somme, et à peu de choses près, l'organisation actuelle de la *Clinique*, telle que vous la connaissez. Quant à l'enseignement, il subit une transformation dont je ne saurais trop faire ressortir l'importance : aux leçons didactiques telles qu'il les avait professées jusqu'alors, et qui étaient préparées de longue main, Charcot adjoignit ses *leçons du mardi*, qu'il faisait, en quelque sorte, au pied levé, à l'improviste, en prenant pour thème les cas intéressants qui se présentaient à la consultation externe. Ce genre d'enseignement clinique, le plus profitable entre tous quand il est fait comme il doit l'être, exige, pour cela, une expérience consommée. Cette expérience, Charcot, pour ce qui concerne la pathologie nerveuse, la possédait plus que personne, après les vingt années passées dans cet hospice, où il fut toujours un chef de service d'une exactitude irréprochable ; sans compter que, dans son cabinet de consultation, il avait l'occasion d'examiner les échantillons les plus curieux d'affections nerveuses, chez des malades qui accouraient de tous les pays du monde.

* * *

Les « leçons du mardi » ont été, pour des centaines de médecins, l'occasion de se familiariser avec le diagnostic, le pronostic et le traitement des maladies du système nerveux. Et cette occasion, ils ne l'eussent point trouvée d'ailleurs, en France, à l'époque dont je vous parle. Cela seul est suffisant pour valoir à Charcot le titre de *Chef d'École*, que personne ne saurait lui contester.

Mais ce titre, il a su le mériter d'autre façon ; je veux parler de l'influence qu'il a exercée sur ceux d'entre ses élèves qui ont été associés d'une façon particulièrement étroite à sa carrière. Il a fait, de presque tous, des hommes qui se sont signalés par leurs travaux scientifiques, et dont beaucoup sont devenus, à leur tour, des maîtres, quelques-uns déjà au sommet de la hiérarchie médicale.

C'est lui qui leur a inspiré leurs premières recherches, qui leur en a fourni les éléments cliniques, les matériaux anatomo-pathologiques, qui leur a indiqué la direction à suivre, le but à atteindre, qui les a éclairés de ses conseils, qui leur a fait partager les trésors de sa vaste érudition.

Et quand les résultats de leurs efforts répondaient dans une suffisante mesure à son attente, il leur facilitait leur avancement dans la carrière, en les appuyant de toute la puissance de sa protection, fait contre lequel on a quelquefois protesté, mais qui est amplement motivé par la valeur de ceux qu'il a ainsi conduits aux positions officielles et aussi par les services qu'ils ont rendus à la science.

* * *

Charcot ne s'est pas contenté d'inspirer un nombre prodigieux de travaux et de recherches à ceux qui ont été ses élèves à des titres divers. Il leur a facilité l'occasion de les produire au grand jour, en présidant à la fondation de journaux et de revues spéciales. C'est lui qui a aidé notre ami Bourneville à fonder le *Progrès médical* et les *Archives de Neurologie;* il a eu une part prépondérante à la fondation de la *Revue de Médecine et de Chirurgie*, qui s'est dédoublée dans la suite. Précédemment il avait pris une part effective à la fondation des *Archives de Physiologie*, plus tard à la fondation des *Archives de Médecine expérimentale et d'Anatomie pathologique*, qui firent suite aux *Archives de Physiologie* quand celles-ci réclamèrent leur autonomie; c'est grâce à lui que nous avons vu naître et renaître l'*Iconographie photographique de la Salpêtrière*, si riche en documents dont la valeur artistique le dispute à la valeur clinique. Enfin, dans les derniers temps de sa vie, nous avons vu se fonder sous ses auspices la *Revue neurologique*, destinée à consacrer à l'analyse rapide des travaux de pathologie nerveuse, publiés en France et à l'étranger, une importance égale à celle que les *Archives de Neurologie* accordent aux travaux de longue haleine, aux mémoires originaux de vaste envergure; de sorte que ceux qui, en France, veulent se tenir au courant de la pathologie nerveuse, n'ont plus rien à envier à l'Allemagne et aux autres pays.

***

Ce n'est pas tout. Avant l'époque où les obligations que lui imposait l'enseignement officiel absorbaient le meilleur de son temps, Charcot a pris une part considérable aux travaux des Sociétés savantes. Il a été un des fondateurs de la Société de Biologie, et son vice-président en 1860. Vous trouverez dans les comptes-rendus de cette Société, une foule de communications qu'il fit en son nom personnel ou qu'il inspira à ses élèves. Beaucoup de ceux qui m'écoutent ont encore présents à la mémoire les retentissants débats que soulevèrent, au sein de cette Société, les premières publications de Charcot relatives aux localisations cérébrales. Avec quelle implacable logique et avec quelle froide assurance du succès il sut faire triompher sa doctrine !

Membre de la Société anatomique depuis 1852, il présida les séances de cette Société de 1872 à 1882, pendant tout le temps qu'il fut professeur d'anatomie pathologique, et presque sans jamais manquer une séance. Il avait su, en procédant ainsi, imprimer à ses travaux une activité qui n'a pas toujours été égalée depuis.

Il fut élu membre de l'Académie de Médecine en 1872, et membre de l'Institut en 1883. Trop longue est la liste des titres honorifiques dont il a été comblé dans tous les pays du monde savant, et notamment en Angleterre, en Russie, en Allemagne, pour que j'essaie de vous les rappeler. Dès 1883, son exposé des titres scientifiques n'en énumérait pas moins de 27 !

***

Tel était le Maître dont j'avais à cœur de vous retracer la carrière médicale.

Je vous ai montré ses qualités dominantes; son ardeur au travail qui ne s'est pas ralentie jusqu'au dernier jour de sa vie; sa ténacité et son esprit de suite, qui se sont affirmés dans toutes les manifestations de son activité médicale; à preuve sa fidélité à l'hospice qu'il s'était désigné comme le théâtre futur de ses recherches, au sortir même de l'internat; à preuve la persévérance qu'il mit à créer et à perfectionner l'enseignement des maladies du système nerveux, sans même l'interrompre pendant les dix années qu'il occupa la chaire d'anatomie pathologique; à preuve, la fidélité à la méthode et aux principes qu'il s'était imposés au début de sa carrière; son acharnement à édifier, sur des bases inébranlables, les doctrines qui lui apparaissaient comme des déductions naturelles des faits.

Je vous ai montré comment il avait su mettre ces qualités au service d'aptitudes merveilleuses : Charcot était doué d'une intuition des choses de la médecine et d'un discernement qui lui ont valu la qualification de « *visuel de génie* » de la part d'un des neuropathologistes les plus compétents de notre époque, de Strümpell.

Je vous ai dit ce qu'avaient été *sa méthode et ses principes :*

Il comprit la juste hiérarchisation des diverses branches de la médecine et la nécessité de les subordonner toutes à la clinique.

Jamais, même à ses débuts, il ne se laissa éblouir par le prestige dont jouissait l'expérimentation physiologique, voire qu'il a su redresser les erreurs de celle-ci sur bien des points.

Jamais il ne se laissa détourner de sa voie par des théories, basées sur des idées préconçues, et qui se trouvaient en contradiction avec les données de l'observation clinique.

Jamais il ne faisait dire aux faits plus qu'ils ne le pouvaient. Pour les interpréter, il ne dédaignait point de faire appel aux branches les plus diverses de la science médicale. Mais il entendait que, dans le domaine de la pathologie humaine, la clinique, éclairée par l'anatomie pathologique, jugeât en dernier ressort.

Et, lorsqu'il lui arrivait de s'élever des faits aux théories, il le faisait toujours avec une logique impeccable. N'empêche qu'il entendait que ces théories fussent modifiées, transformées au fur et à mesure que se multipliaient les révélations de la clinique et de l'anatomie pathologique, témoin les mémorables leçons qu'il a consacrées à une revision de la nosographie des atrophies musculaires. Sitôt que ses idées doctrinales cessaient d'être en harmonie avec les faits, il se résignait sans peine à les abandonner.

Son rôle en médecine a été à la fois celui d'un homme d'avant-garde, d'un novateur de génie, et d'un chef d'École. Il s'est rallié à toutes les innovations utiles; il a contribué à les vulgariser, sans jamais exagérer leur valeur.

C'est ainsi qu'il a introduit, en France, l'usage de la thermométrie clinique.

C'est ainsi qu'un des premiers, il contribua à faire connaître les services que les recherches histologiques pouvaient rendre aux cliniciens.

La tournure scientifique de son esprit s'est manifestée en une foule d'autres circonstances, mais notamment dans l'organisation des laboratoires annexés à son service de clinique.

Comme chef d'École, Charcot s'est imposé à ses contemporains pour les dominer; il a été, à la fois, un *créateur*, un *initiateur* et un *inspirateur*.

Il a su grouper autour de lui une jeunesse studieuse

qui se recrutait, non seulement en France, mais dans tous les pays du monde civilisé : on peut dire, sans exagération, qu'à l'heure actuelle, presque en tous les lieux où il existe un enseignement de la neuropathologie, on est sûr de trouver parmi ses représentants des hommes qui ont fait ou complété leurs études à la clinique de la Salpêtrière et qui répandent, de par le monde, les idées, les doctrines, la méthode du plus célèbre des neuropathologistes de ce temps.

Il n'a pas seulement formé une pépinière d'élèves qui comptent aujourd'hui parmi l'élite de la médecine ; il n'a pas seulement inspiré leurs travaux les plus remarquables. Par ses propres écrits, par ses leçons, il a suggestionné et guidé la grande majorité des neuropathologistes de la période contemporaine, qu'ils le veuillent ou non. Voire qu'à l'étranger sa supériorité a été affirmée par un homme de la valeur de Leyden, lorsque, dans son article nécrologique, après avoir constaté que Charcot « était considéré *partout* comme la première autorité sur le terrain de la neuropathologie », il ajoutait plus loin : « Tout ce qui, dans le vaste domaine des maladies nerveuses, était mis au jour par lui-même et par d'autres, en fait de choses neuves et intéressantes, se trouvait démontré et exposé dans cette enceinte, et recevait là seulement sa véritable place dans la science. Là était le *centre*, on peut dire le grand marché universel de la neuropathologie où tout était à voir et à apprendre, ou presque quotidiennement quelque chose de nouveau était offert. »

Aussi bien quand je vous aurai, dans les leçons suivantes, exposé et approfondi l'œuvre médicale de Charcot, j'espère que j'aurai fortifié en vous cette conviction qu'avec lui a disparu le plus grand médecin de ce siècle.

Et ne croyez pas, Messieurs, que ces paroles ne soient que l'expression de la pensée d'un élève reconnaissant. Non ; non ; lisez et relisez avec soin les diverses notices consacrées à la mémoire de Charcot, — je ne parle pas de celles qui ont été écrites par ses élèves que l'on pourrait récuser ; je fais allusion seulement à celles qui ont été publiées à l'étranger, en Allemagne, en Russie, en Angleterre, en Italie, etc., etc., — presque toutes reflètent la conclusion que je formulais tout à l'heure.

* * *

Messieurs, si Charcot n'a laissé qu'un successeur officiel, — celui qui a l'honneur de parler devant vous, — en réalité, et pour le plus grand bien de la science, il a créé des disciples nombreux, vaillants, quelques-uns déjà des maîtres dans le domaine de la neuropathologie. Mon devoir, et j'ajoute ma joie, sera de vous faire connaître leurs œuvres. Et, tous ensemble, travaillant chacun du mieux que nous pourrons, nous arriverons ainsi à soutenir la légitime réputation de l'École de la Salpêtrière, à honorer virilement, mieux que par des paroles, la mémoire de son fondateur, dont le nom est à jamais impérissable.

* * *

Avant de terminer, laissez-moi vous indiquer, en quelques mots, le programme que je compte suivre.

Il est bien entendu que, fidèle à la tradition, je consacrerai nos entrevues du mardi à la clinique extemporanée, à l'étude des cas les plus intéressants qui se présenteront à notre consultation externe. Les leçons du vendredi seront réservées à l'étude dogmatique de la neuropathologie.

Je vous ai dit que j'avais à cœur de vous exposer d'abord l'œuvre médicale de Charcot. Pour bien faire ressortir la valeur de cette œuvre, je me propose de la placer dans le cadre de son époque, enfin de vous mettre à même de la mieux juger par comparaison, en vous montrant quelle place elle occupe dans l'ensemble des travaux qui ont fait la neuropathologie ce qu'elle est actuellement.

Une partie de mes premières leçons du *vendredi* sera donc consacrée à l'étude de :

1° *L'œuvre d'un homme:* Charcot considéré comme médecin et surtout comme neuropathologiste.

2° *L'œuvre d'une époque :* comment s'est constituée la neuro-pathologie pendant la seconde moitié de ce siècle, grâce aux efforts convergents des anatomistes, des physiologistes, des embryologistes, mais surtout des cliniciens et des anatomo-pathologistes.

Une fois que le bilan de la situation actuelle sera nettement dressé, j'aurai ensuite à étudier, avec vous :

3° *Les travaux les plus récents des histologistes*, envisagés dans leurs rapports avec l'anatomie pathologique et la pathologie des affections organiques du système nerveux en général. J'aurai à examiner leur portée vraisemblable. Je pense vous montrer, dans tous les cas, que ces récentes et si curieuses révélations, relatives à la structure intime de la moelle et de l'encéphale, que nous devons aux recherches de Lenhossek, de Kölliker, de Ramon y Cajal, de van Gehuchten, et surtout de Golgi, ne doivent pas nous détourner de la vraie voie à suivre pour qui veut approfondir la connaissance des maladies du système nerveux, chez l'homme.

4° Il me faudra enfin examiner dans quelle mesure les beaux travaux de l'heure actuelle, sur les *infections* et les *intoxications,* nous apportent des éclaircissements nouveaux, relativement à l'étiologie et à la pathogénie des affections nerveuses, et quel bénéfice nous pouvons en retirer au point de vue de la *thérapeutique* et de la *prophylaxie* de ces affections.

Mais ce programme n'absorbera qu'une partie de mes leçons didactiques. Je ne saurais perdre de vue que cette chaire est essentiellement une chaire de clinique. Aussi, dès nos prochaines entrevues, consacrerai-je l'autre partie de ces leçons à l'étude approfondie des affections du système nerveux, en prenant pour objectif les malades de nos salles et ceux du dehors, et en observant un ordre aussi systématique que le permettront nos ressources cliniques.

En procédant de la sorte, en m'inspirant des traditions du fondateur de cette chaire, en mettant au service de l'enseignement l'expérience déjà acquise et toute l'application dont je me sens capable, j'espère pouvoir continuer à vous intéresser à la pathologie nerveuse, et faire que, cette année, et les suivantes, l'enseignement de la Salpêtrière continue d'être profitable à votre instruction.

PARIS. — IMP. Vve GOUPY, 71, RUE DE RENNES.

PARIS. — IMP. Vve GOUPY, RUE DE RENNES, 71.

www.ingramcontent.com/pod-product-compliance
Ingram Content Group UK Ltd.
Pitfield, Milton Keynes, MK11 3LW, UK
UKHW021956260726
13994UKWH00004B/1789

9 782329 114071